Doyen. .... M. DEBOVE.

	Professeurs
Anatomie	MM. FARABEUF.
Physiologie	Ch. RICHET.
Physique médicale..	GARIEL.
Chimie organique et Chimie générale.........	GAUTIER.
Histoire naturelle médicale	BLANCHARD.
Pathologie et Thérapeutique générales........	BOUCHARD.
Pathologie médicale	HUTINEL.
—	BRISSAUD.
Pathologie chirurgicale........................	LANNELONGUE.
Anatomie pathologique........................	CORNIL.
Histologie	Mathias DUVAL.
Opérations et Appareils........................	BERGER.
Pharmacologie et matière médicale	POUCHET.
Thérapeutique..	GILBERT.
Hygiène	PROUST.
Médecine légale..	BROUARDEL.
Histoire de la médecine et de la chirurgie.....	DEJERINE.
Pathologie expérimentale et comparée.........	CHANTEMESSE.
— —	HAYEM.
Clinique médicale	DIEULAFOY.
—	DEBOVE.
—	LANDOUZY.
Maladies des enfants............................	GRANCHER.
Clinique de pathologie mentale et des maladies de l'encéphale............................	JOFFROY.
Clinique des maladies cutanées et syphilitiques.	FOURNIER.
Clinique des maladies du système nerveux	RAYMOND.
— —	TERRIER.
Clinique chirurgicale........................	DUPLAY.
—	LE DENTU.
—	TILLAUX.
Clinique ophtalmologique	DE LAPERSONNE.
Clinique des maladies des voies urinaires......	GUYON.
Clinique d'accouchements....................	BUDIN.
—	PINARD.
Clinique gynécologique........................	POZZI.
Clinique chirurgicale infantile................	KIRMISSON.

AGRÉGÉS EN EXERCICE

MM.	MM.	MM.	MM.
ACHARD.	FAURE.	LEGUEU.	TEISSIER.
AUVRAY.	GILLES de la TOURETTE.	LEPAGE.	THIÉRY.
BEZANÇON.	GOSSET.	MARION.	THIROLOIX.
BONNAIRE.	GOUGET.	MAUCLAIRE.	THOINOT.
BROCA (Auguste).	GUIART.	MÉRY.	VAQUEZ.
BROCA (André).	HARTMANN.	POTOCKI.	WALLICH.
CHASSEVANT.	JEANSELME.	RÉMY.	WALTHER.
CUNEO.	LANGLOIS.	RENON.	WIDAL.
DEMELIN.	LAUNOIS.	RICHAUD.	WURTZ.
DESGREZ.	LEGRY.	RIEFFEL (chef des travaux anatom.).	
DUPRÉ.			

Par délibération en date du 9 décembre 1798, l'École a arrêté que les opinions émises dans les dissertations qui lui seront présentées, doivent être considérées comme propres à leurs auteurs et qu'elle n'entend leur donner aucune approbation ni improbation.

r Louis LE GARGAM

de la Faculté de Médecine de Paris

INTERNE A L'ASILE DE QUATRE-MARES

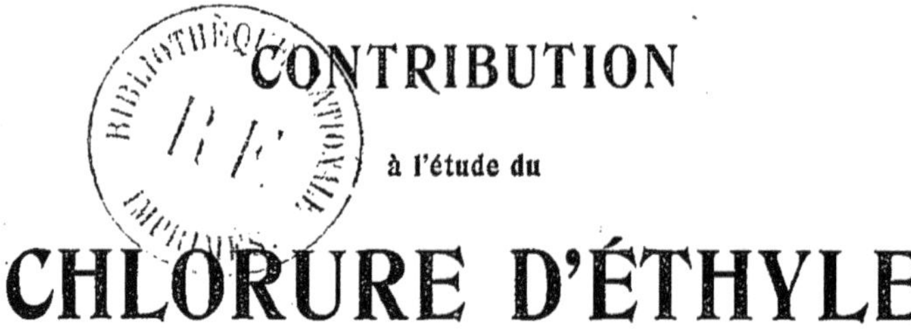

CONTRIBUTION

à l'étude du

CHLORURE D'ÉTHYLE

comme anesthésique général

ROUEN

Imprimerie Léon GY

Rue Jeanne-Darc, 88

—

1902

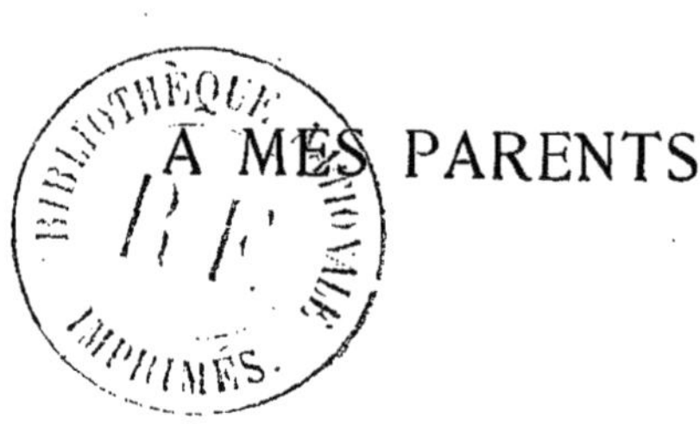

À MES PARENTS

A MES AMIS

A MON PRÉSIDENT DE THÈSE :

M. LE PROFESSEUR JOFFROY

Médecin des Hôpitaux

Membre de l'Académie de Médecine

Chevalier de la Légion d'honneur

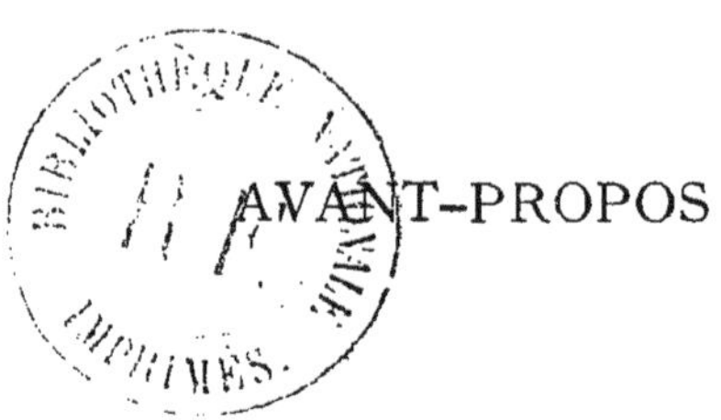

AVANT-PROPOS

En présentant cette thèse inaugurale, nous sommes heureux d'adresser nos plus sincères remerciements à nos maîtres dans les hôpitaux de Rennes, de Rouen et des asiles de la Seine-Inférieure. Nous remercions très particulièrement :

Notre excellent maître, M. Lallemant, directeur-médecin en chef de l'asile de Quatre-Mares, pour l'extrême bienveillance qu'il nous a toujours témoignée.

MM. Dayot et Le Moniet, professeurs de clinique chirurgicale, M. Bertheux, professeur de clinique médicale à l'Hôtel-Dieu de Rennes.

M. Derocque, chirurgien des hôpitaux de Rouen qui a mis à notre disposition les éléments du sujet dont nous allons nous occuper.

M. Nicolle, médecin des hôpitaux de Rouen, pour le bon accueil qu'il nous a fait dans son service, où nous avons receuilli la plupart de nos observations.

M. Trénel, médecin à l'asile Saint-Yon, qui a

bien voulu nous traduire les auteurs allemands qui traitaient de notre sujet.

Nous prions M. le professeur Joffroy de vouloir bien agréer l'assurance de toute notre reconnaissance pour l'honneur qu'il nous a fait en acceptant la présidence de notre thèse.

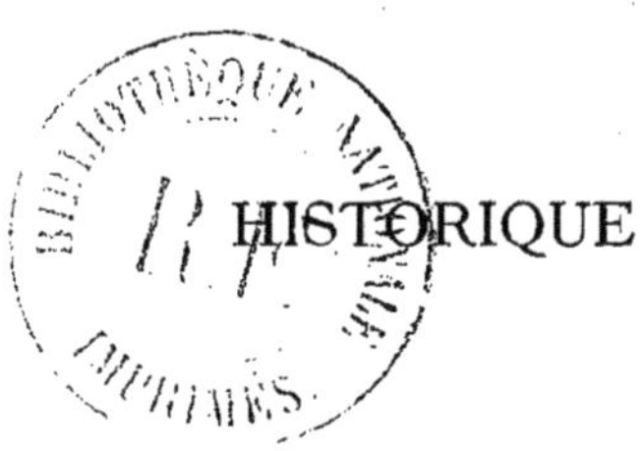

HISTORIQUE

Jusqu'à ces dernières années, le chlorure d'éthyle était surtout connu comme anesthésique local et couramment employé dans la petite chirurgie et dans la chirurgie dentaire. D'une volatilité extrême, le chlorure d'éthyle, projeté en jet très fin sur les tissus, y produit un refroidissement intense, une congélation superficielle suffisante pour abolir momentanément la sensibilité.

En 1895, un chirurgien dentiste de Gothembourg, Carlson, en pulvérisant du chlorure d'éthyle sur la gencive d'une patiente, obtint, sans le vouloir l'anesthésie générale. L'année suivante, le Dr Thiesing, de Nildesheim, publia les résultats de cinq anesthésies générales par le chlorure d'éthyle, après l'avoir essayé sur lui-même et sur son élève. Ces effets anesthésiques, en chirurgie, ont été pour la première fois étudiés, d'une façon scientifique, par Ludwig et Lotheissen à la clinique de Von Hacker, à Insprück, en 1897 et 1898.

Les malades anesthésiés par Ludwig avaient de 2 ans à 64 ans. Pour lui, la résolution musculaire n'est jamais complète; par contre, il n'a jamais eu d'accident : le pouls et la respiration subissent au début une accélération due à l'action psychique; puis leur fréquence devient normale.

Wiesner, médecin-major autrichien, dans 400 cas, conclut aux mêmes résultats. La résolution musculaire n'est pas complète, mais elle a été suffisante pour lui permettre de rapprocher les deux fragments dans une fracture de la rotule et de réduire des luxations anciennes. Von Hacker l'a employé sans inconvénient, chez des malades atteints de dégénérescence graisseuse du cœur, de troubles respiratoires variés, ou affaiblis par de grandes hémorragies, pour des opérations de 4 à 50 minutes de durée, chez des malades de 17 à 76 ans (22 cas).

En 1900, Kœnig, de Berne, publia, dans sa thèse inaugurale, 40 anesthésies générales dont 31 mixtes (avec éther). Il a étudié les effets du chlorure d'éthyle sur des chiens, des lapins et des singes, et conclut de ses expériences que cet anesthésique n'est dangereux ni pour le cœur ni pour la respiration chez le singe.

Nous n'insisterons pas sur ces expériences, devant y revenir à l'article « Physiologie expérimentale ». A l'étranger, nous trouvons encore les noms de Verneuil, Jacobs, Seitz, Speier, Stockun, Ware, Hafner, Casdie, Sévéreano, Tchernig, Hœlsted qui ont employé le chlorure d'éthyle comme anesthésique général.

En France, les premiers essais furent publiés par P. Gires (1) qui s'en servit pour l'extraction des dents dans le service dentaire de M. Rodier, à Lariboisière.

L'anesthésie se produit après 20 à 65 secondes d'inhalation et débute par une diminution ou une abolition des réflexes des pupilles et de la cornée (ces réflexes sont cependant maintenus quelquefois); une légère contracture de très courte durée se produit ensuite, puis survient une résolution qui n'est pas toujours absolument complète. — 10 centimètres cubes de chlorure d'éthyle ont presque toujours suffi pour produire le sommeil; l'anesthésie est plus rapide chez les femmes et chez les enfants. Un névropathe et deux alcooliques ont présenté de l'excitation. Le réveil est rapide et se produit de 25 secondes à 2 minutes après la cessation de l'inhalation. — Pas de troubles alarmants.

L'appareil employé par Gires était un masque muni d'un système de deux soupapes, l'une permettant l'entrée d'un courant d'air passant à travers la compresse imbibée de chlorure d'éthyle, l'autre permettant la sortie de l'air expiré.

En même temps, à Lyon, Pollosson se servait du chlorure d'éthyle comme anesthésique général chez

(1) *Revue de Stomatologie*, janvier 1900.

des malades adultes et faisait ressortir les avantages de son emploi. Nové-Josserand l'employait chez les enfants d'une façon courante, soit seul, soit en anesthésie mixte en continuant la narcose par l'éther.

Rolland, à la Société de médecine et de chirurgie de Bordeaux, en son nom et au nom de M. Clerc, chirurgien-dentiste, faisait, en juillet 1900, une démonstration de l'application du chlorure d'éthyle à l'anesthésie générale et donnait les résultats qu'il obtenait en employant, au lieu du masque, une compresse pliée en quatre épaisseurs et recouverte d'une toile imperméable.

Les dernières communications sur ce sujet ont été faites par le Dr Malherbe (1), au Congrès français de chirurgie de 1901, par le Dr Derocque (2), chirurgien des hôpitaux de Rouen, puis plus récemment par le Dr G. Lepage et son interne, M. Le Lorier, enfin par M. J. Roubinovitch, médecin-adjoint de la Salpêtrière.

Le Dr Chaput (3), chirurgien de l'hôpital Broussais, est persuadé que le chlorure d'éthyle supprimera à l'avenir le chloroforme dans toutes les in-

(1) Nouveau procédé pour l'anesthésie générale par le chlorure d'éthyle (*Bulletin médical*, 26 octobre 1901).

(2) Le chlorure d'éthyle, anesthésique général (*La Revue médicale de Normandie*, 25 février 1902).

(3) Les différents procédés d'anesthésie chirurgicale (*La Presse médicale*, mercredi 11 juin 1902).

terventions de courte durée, pour lesquelles on employait autrefois le chloroforme ou l'éther.

Malherbe (*loco citato*) donne les résultats de 170 narcoses avec le chlorure d'éthyle, chez l'homme qui se décomposent en :

1° 140 anesthésies au chlorure d'éthyle seul pour différentes petites opérations sur les voies respiratoires supérieures : curettages de végétations adénoïdes, ablation et morcellement d'amygdales, redressement de la cloison nasale par morcellement, antrotomie, ablation de kystes, etc. Presque toutes ces anesthésies ont été pratiquées dans la position de Rose; l'âge des malades a varié de 2 mois à 40 ans.

2° 30 anesthésies mixtes, c'est-à-dire de chlorure d'éthyle suivi de chloroforme, également chez l'enfant et chez l'adulte, pour diverses interventions : évidements pétro-mastoïdiens, ouvertures d'abcès, résections osseuses, opérations abdominales, etc.

Dans l'administration du chlorure d'éthyle, Malherbe a employé le procédé de la compresse. Les conclusions qu'il tire de ses observations sont les suivantes :

1° De petites quantités de chloréthyle, 2 à 4 grammes, sont suffisantes pour produire l'anesthésie durant 4 minutes indéfiniment renouvelable;

2° Rapidité de l'anesthésie (de 25 à 40 secondes);

3° Peu de congestion de la face et des conjonctives, jamais de cyanose ;

4° La période d'agitation se réduit à quelques mouvements de défense et seulement chez les névropathes et les alcooliques ;

5° La contracture du début existe rarement et disparaît immédiatement ; pas de trismus, pas de larmoiement, pas de salivation. Parfois émission d'urines ;

6° L'âge des anesthésiés est indifférent, pas le moindre symptôme inquiétant ;

7° Pas de vomissements à la suite de l'anesthésie au chlorure d'éthyle seul ; les vomissements survenant à la suite de l'anesthésie mixte sont peu fréquents et peu abondants ;

8° Réveil rapide.

Malherbe insiste sur la *simplicité du procédé* qu'il a employé, sur *l'innocuité absolue* et sur la *rapidité de la narcose*.

Dans le *Bulletin de la Société de chirurgie* du 25 février 1902, J. Reboul se montre partisan convaincu de l'anesthésie par le chlorure d'éthyle qu'il a employé dans près de 200 cas ; en même temps il montre les inconvénients du *bromure d'éthyle* (vomissements violents, ictère, odeur alliacée de l'haleine, excitation cérébrale).

Guinard (1), à la Société de chirurgie, a fait savoir qu'il emploie couramment le chlorure d'éthyle comme préparatoire de l'anesthésie au chloroforme. Cette anesthésie mixte est également employée par un certain nombre de chirurgiens.

Les avantages de l'emploi du chlorure d'éthyle pur en obstétrique ont été mis en évidence par Lepage et Le Lorier (2). 10 centimètres cubes de chloréthyle pur versés sur une compresse, repliée en cornet et recouverte de taffetas gommé, suffisent pour obtenir une anesthésie de 3 à 4 minutes, anesthésie suffisante pour des interventions de courte durée : sutures du périnée, application de forceps dans l'excavation, examen sous anesthésie dans le cas de rétrécissement du bassin, etc.

Si, au cours de l'opération, on juge nécessaire d'obtenir une anesthésie plus durable, il suffit de substituer le chloroforme au chlorure d'éthyle en l'administrant comme on le fait habituellement; il n'y a pas de réveil entre les deux variétés d'anesthésie.

(1) *Bulletin de la Société de chirurgie* (4 mars 1902).

(2) De l'anesthésie générale en obstétrique par le chlorure d'éthyle pur (*Gazette hebdomadaire de médecine et de chirurgie*, 4 mai 1902).

CHIMIE

Le chlorure d'éthyle ($c^2 H^5 cl$) est un liquide incolore, d'une odeur aromatique assez forte, d'une saveur douceâtre rappelant celle du chloroforme. Sa densité = 0,874 à + 5° (Thénard), 0,920 à 0° (Pierse). Sa densité de vapeur = 2,219. Son point d'ébullition est à 10°; aussi s'évapore-t-il rapidement à la température ordinaire et doit-il être conservé dans des flacons bien bouchés.

Il est très combustible et brûle avec une flamme bordée de vert en dégageant de l'acide chlorhydrique.

Il prend naissance : 1° Dans l'action de l'acide chlorhydrique sur l'alcool :

$$C^2 H^5 oH + Hcl = C^2 H^5 cl + H^2 o.$$

2° Dans l'action du perchlorure de phosphore sur l'alcool.

$$C^2 H^5 oH + Pcl^3 cl^2 = Hcl + Pcl^3 o + c^2 H^5 cl.$$

3° Dans l'action d'un grand nombre de chlorures

sur l'alcool : dans ces cas le chlorure d'éthyle est toujours mêlé d'oxyde d'éthyle;

4° Dans l'action du chlore sur l'iodure d'éthyle il y a simple déplacement de l'iode par le chlore ;

5° Dans l'action de l'acide chlorhydrique sur l'acétate d'éthyle : de l'acide acétique devient libre;

6° Dans l'action du chlore sur l'hydrure d'éthyle.

Le chlore n'agit pas sur le chlorure d'éthyle dans l'obscurité et n'y agit que très lentement à la lumière diffuse. Si l'on commence l'opération au soleil, qu'on la continue à la lumière diffuse et qu'on l'achève ensuite au soleil, on obtient la série de produits suivants : chlorure d'éthyle chloré $c^2 H^4 cl^2$, — chloréthyle bichloré $c^2 H^3 cl^3$, — chloréthyle trichloré $c^2 H^2 cl^4$, — chloréthyle quadrichloré $c^2H cl^5$, — et chloréthyle perchloré $c^2 cl^6$.

Ces dérivés chlorés du chlorure d'éthyle ont été proposés comme anesthésiques : le premier, le chlorure d'éthyle chloré $c^2 H^4 cl^2$ a été essayé comme anesthésique général par Nunneley en 1848, par Langenbeck en 1870, par Newman en 1880, par Reichert, par Hodges.

Ces auteurs signalent la rapidité de la narcose, le réveil presque immédiat, les suites moins pénibles que lorsque l'anesthésie est faite par le chloroforme; la dépression circulatoire serait moins prononcée.

Newman, sur 1,867 cas a eu une mort par syncope; à l'autopsie, le cœur dilaté présentait de la dégénérescence graisseuse. Pour Reichert cet anesthésique a une action dépressive directe sur le cœur, se manifestant encore après la section du pneumogastrique.

Les isomères du chlorure d'éthyle chloré, chlorure d'éthylène, chlorure d'éthylidène, ont été employés par Kocher, par Soulier et Brian, de Lyon. — Deux cas de mort.

Dubois et Panas, en 1888-89, à la suite d'expériences sur les animaux, ont montré les inconvénients du chloréthyle chloré sur la cornée. Plusieurs heures après le réveil ils ont constaté une opacité de la cornée, opacité survenant après l'élimination de l'anesthésique. Elle est produite par une infiltration séreuse du parenchyme de la membrane de Descemet. L'œdème du tissu cornéen est sous la dépendance de la destruction de cette membrane qui, seule, protège la cornée contre l'envahissement par l'humeur aqueuse. L'opacité disparaît dans la suite en marchant de la périphérie au centre. Elle est souvent accompagnée d'injection de la conjonctive, de larmoiement et de photophobie.

Nous avons cru devoir citer ces expériences pour bien marquer la différence qui existe entre le chloréthyle chloré et le chlorure d'éthyle; l'élimination de ce dernier n'étant jamais accompagnée de troubles oculaires.

PHYSIOLOGIE EXPÉRIMENTALE

En expérimentant le chlorure d'éthyle sur le lapin, Wood et Cerna ont eu les résultats suivants : augmentation des mouvements respiratoires, abaissement de la pression artérielle durant la narcose avec retour immédiat à l'état normal. Les pulsations diminuaient d'abord de fréquence et étaient augmentées jusqu'à la fin de l'expérience.

Ruegg, de Bâle, en faisant inspirer des vapeurs diluées au chien, trouvait de la dilatation vasculaire; avec des vapeurs concentrées les battements du cœur devenaient plus fréquents, les vaisseaux étaient rétrécis.

Les expériences de Kœnig ont porté sur le chien, le lapin et le singe. La rapidité de la narcose dépend du titre de la dilution du chlorure d'éthyle avec l'air. Un mélange de 1 pour 10 d'air produit la narcose au bout de six à sept minutes; à parties égales, la narcose est complète en quelques secondes et dure plusieurs minutes sans qu'on ait besoin de renouveler la dose.

Chez les lapins, les phénomènes excito-moteurs, durant l'anesthésie, sont plus prononcés que chez les autres animaux en expérience; on observe des convulsions rythmiques, de forts mouvements de déglutition, du nystagmus, de l'exophtalmie et fréquemment de la salivation : la respiration est accélérée, ce qui est facile à constater chez ces animaux à respiration faciale.

Chez les chiens, la pression artérielle subit un léger abaissement; dans l'un des cas cités il y eut du ralentissement et des faux-pas du cœur augmentant ou diminuant avec le titre de la dilution; ces symptômes disparaissent par la section des pneumogastriques.

En se servant du chlorure d'éthyle sans mélange d'air l'abaissement de la pression artérielle est régulier, assez rapide et s'accentuant jusqu'à l'arrêt de la respiration et des battements du cœur.

Chez le singe, la narcose est très calme. Ici encore on observe de la dépression de la tension artérielle, dépression due à l'excitation du nerf vague, excitation d'origine centrale, puisqu'elle disparaissait par la section des pneumogastriques. Après la section, la pression artérielle s'élève et reste normale jusqu'à la fin de l'expérience.

« En outre, dans la narcose complète, dit Kœnig, j'ai constaté que le pneumogastrique devenait inexcitable ». Chez le singe la respiration n'est pas convulsive comme chez le lapin; elle est calme, régulière.

Quel que soit le nombre des expériences faites sur le même animal à de courts intervalles, le réveil et le retour des réflexes sont toujours rapides.

Les expériences de Kœnig sur la dépression artérielle, concordent avec les résultats que nous donnent Malherbe et Roubinovith (1) et qu'ils ont constatés chez l'homme au moyen du sphygmomanomètre de Potain. Dans les 24 cas cités par ces auteurs, la dépression artérielle s'est produite 22 fois. D'une façon générale, le nombre des pulsations artérielles suit très exactement les modifications survenant dans le degré de la tension artérielle, diminue pendant le sommeil, augmente et revient au chiffre primitif au réveil.

Dans toutes leurs observations ils ont constaté l'existence d'intermittences, et, dans un cas, des pulsations bigéminées intermittentes pendant le sommeil.

Parfois les urines, normales avant les inhalations, contenaient au réveil des pigments biliaires et des traces d'albumine, ce qui indiquerait que les cellules du foie et du rein participent dans certains cas à

(1) Nouveau procédé d'anesthésie générale par le chlorure d'éthyle. Recherches expérimentales et cliniques, par M. Malherbe et M. J. Roubinovitch. (*Bulletin médical* du 11 juin 1902).

l'intoxication éphémère par le chlorure d'éthyle. Ces symptômes disparaissent les jours suivants.

—

TECHNIQUE

Le plus souvent, lorsqu'on pratique l'anesthésie générale au moyen du chlorure d'éthyle, on l'administre au moyen d'un masque particulier, qui peut s'appliquer exactement sur le visage, isolant à la fois la bouche et les narines, se rapprochant de celui dont on se sert pour les inhalations de protoxyde d'azote. Le bord du masque est recouvert d'un coussinet en caoutchouc gonflé d'air. L'appareil est pourvu, à sa partie supérieure, de deux soupapes très sensibles; sur l'une d'elles, on adapte le récipient contenant le tampon imbibé de chlorure d'éthyle, l'autre sert à la sortie de l'air expiré.

Il faut que le sujet ne puisse absorber d'autre air qu'un air abondamment chargé de vapeurs médicamenteuses. Celui qui est chargé de l'anesthésie doit donc, après avoir gonflé le coussinet, maintenir l'appareil avec force, bien adhérent sur la face. Le mieux est d'enserrer entre les doigts le masque et le visage, les pouces étant appliqués sur le plafond de l'appareil, les auriculaires accrochant le menton. De la sorte on maintient non seulement l'adhérence d'une façon parfaite, mais on peut encore facilement relever l'angle de la mâchoire, ce qui facilite beaucoup les mouvements respiratoires du patient.

Voici comment on procède :

Le récipient qui surmonte le masque étant garni de coton hydrophile, on arrose celui-ci de 5 à 10 grammes de chlorure d'éthyle chez les enfants, de 10 à 15 grammes chez les adultes, puis ce masque étant appliqué sur la figure du patient, on engage celui-ci à souffler fortement dans l'appareil. Une inspiration profonde succède à cette action de souffler, et le rythme respiratoire s'établit normalement. L'anesthésie est obtenue d'une façon très rapide : en moyenne au bout d'une minute, souvent sans aucune excitation appréciable. Le masque étant laissé en place, l'anesthésie se prolonge pendant cinq ou six minutes.

Ce moyen est coûteux, malpropre et complique l'anesthésie : aussi s'est-on efforcé de le modifier ou même de le supprimer.

Nous ne ferons que citer les masques de Julliard, de Gover et de Breuër qui présentent les mêmes difficultés que celui que nous décrivons.

Malherbe a expérimenté le procédé de la compresse qui est des plus simples. Il suffit, en effet, d'une simple compresse pliée en quatre épaisseurs. Cette compresse, tapissant l'intérieur de la main droite fortement creusée, de façon à éviter une grande surface d'évaporation, on dirige, dans le creux de la compresse, le jet de deux tubes de chlorure d'éthyle, tubes qui servent ordinairement à l'anesthésie locale. Suivant l'âge, 2 à 4 grammes de liquide suffisent. Grâce à ce moyen l'évaporation est presque nulle.

Sans perdre de temps, le malade étant couché dans le décubitus dorsal, on applique la compresse, toujours disposée en cornet et recouverte par la face palmaire de la main droite, sur le nez et la bouche du patient, en l'invitant à faire des inspirations profondes. De la main gauche on maintient la tête et la mâchoire inférieure.

Fromaget (de Bordeaux) et Rolland se servent d'un cornet fabriqué avec un mouchoir doublé d'une feuille de papier qui le rend imperméable ; au fond du cornet on place un tampon de coton hydrophile, on pulvérise quelques centimètres cubes de chlorure et on applique exactement le cornet sur la bouche et sur le nez.

Dans les observations communiquées par le docteur Derocque, celui-ci a employé le procédé de la compresse sans interposition d'imperméable. Dans la suite il s'est servi de la compresse toujours pliée en quatre épaisseurs, mais avec interposition d'imperméable au-dessous de l'épaisseur supérieure ; le dégagement des vapeurs anesthésiantes dans la salle est ainsi rendu moins appréciable.

Pour renouveler la dose de chlorure d'éthyle on se sert de la même compresse, ou mieux d'une deuxième compresse qu'on charge avant d'enlever la première : de cette façon les malades ne se réveillent pas au cours de l'opération.

OBSERVATIONS CLINIQUES

(Observations communiquées par le Dr Derocque) (1).

OBSERVATION I. — *R... (Eug.), garçon de café,* 27 *ans. — Phimosis, opéré le* 6 *novembre* 1901.

L'anesthésie a été pratiquée au moyen du chlorure d'éthyle ordinaire.

Au bout de 4 minutes, résolution musculaire complète; l'intervention est commencée. Pendant les deux premières minutes de cette période, il y a eu une excitation peu accentuée.

L'opération a duré 8 minutes. Pendant toute la période anesthésique, la pupille est dilatée, l'œil unique regardant en haut et en dehors, la face congestionnée très légèrement, la respiration est régulière, s'accompagnant d'un léger ronflement. Il n'y a pas d'exagération de la sécrétion salivaire.

La compresse étant enlevée, au bout d'une minute le malade se met à parler d'une façon très lucide, et, quelques instants après, il s'est levé et est retourné à son lit.

A la suite de cette anesthésie, le malade n'a éprouvé aucune sensation anormale, ni céphalée, ni nausées; cependant, on doit noter qu'au moment même où j'ai enlevé la

(1) La plupart de nos observations ont été prises dans le service du Dr Nicolle.

compresse, il y a eu un vomissement bilieux. Trois heures après, le malade a mangé comme à l'ordinaire. Ce malade alcoolique a déjà été endormi au chloroforme il y a quelques années, pour une énucléation de l'œil; il se souvient que la période d'excitation a été très longue, 20 minutes au moins, le réveil a été pénible, et il était resté dans un état nauséeux pendant plusieurs jours.

Obs. II. — *P... (Alp.), journalier,* 36 *ans. — Phimosis, opéré le* 6 *novembre* 1901.

L'anesthésie complète est survenue au bout de 2 minutes 40 secondes; l'opération a duré 9 minutes. La période d'excitation a duré une minute environ.

Comme le précédent, le malade a présenté une légère congestion de la face, de la dilatation pupillaire; la respiration est régulière; un léger ronflement se fait entendre pendant toute la durée de la narcose. La sécrétion salivaire n'a pas été exagérée. Le réveil qui a été un peu plus long que celui de l'observation I, n'a pas été suivi de vomissements.

Au bout de quelques minutes le malade a pu regagner à pied son lit, situé au fond de la salle. Cependant, au point de vue intellectuel, le malade est resté un peu amoindri pendant une demi-heure environ. Ni dans la journée, ni les jours suivants, il n'y a eu de vomissements.

Obs. III. — *B... (Louise), bonne,* 16 *ans, — Végétations vulvaires et vaginales, opérée le* 9 *novembre* 1901.

Chez cette malade, l'anesthésie est survenue au bout de 2 minutes 40 secondes, elle n'a pour ainsi dire pas présenté de phénomènes d'excitation.

Pendant la période anesthésique, la figure s'est cyanosée pendant quelques instants; en même temps, le pouls est devenu plus petit, mais l'ablation de la compresse a été suivie immédiatement du relèvement du pouls et de la disparition de la cyanose. En même temps, il s'est écoulé par la bouche et les narines de la salive en abondance. Le reste de l'anesthésie n'a été marqué par aucun autre incident.

L'intervention a duré 14 minutes et demie. Quatre minutes après sont survenus des vomissements bilieux, et 8 minutes après l'ablation de la compresse, la malade, soutenue par un bras, a pu regagner la salle et reconnaître son lit. Une demiheure après, la malade cause avec nous, se plaignant d'une très légère céphalée et d'un état subnauséeux peu accentué. A ce moment elle se lève et fait le tour de la salle toute seule.

Dans la journée, la malade a vomi deux fois quelques cuillerées de bile, mais ces vomissements se faisaient spontanément sans être précédés de nausées. Le soir, l'opérée a mangé comme d'habitude.

Obs. IV. — *X..., 4 ans. — Adénite sous-occipitale double, opérée le 9 novembre 1701.*

L'anesthésie est survenue au bout de 2 minutes, après une excitation insignifiante.

L'intervention a duré environ 24 minutes. Aucun incident à noter. Pendant l'anesthésie la pupille a été dilatée moyennement, la respiration un peu bruyante, parfois quelques ronflements. Pas de congestion de la face. L'enfant qui avait mangé 4 heures avant l'anesthésie, a rendu son déjeuner 4 minutes après l'ablation de la compresse, au moment où il se réveillait.

Dix minutes après, l'enfant s'est levé et a fait le tour de la salle. Quelques temps après (10 minutes environ), il est retourné à pied au chalet en mangeant une tartine de confitures.

Pas de vomissements par la suite.

Obs. V. — *M... (R.)*, 19 *ans, matelot. —Adénite crurale double de nature indéterminée.*

Le sommeil est survenu au bout de 6 minutes, après une période d'excitation bien accentuée.

L'opération qui a duré, avec la désinfection des champs opératoires, 42 minutes, s'est passée sans la moindre alerte; au milieu de l'intervention, on manquait de chlorure d'éthyle, le malade commençait à se réveiller et a eu un vomissement bilieux. Pas de congestion de la face, pupilles peu dilatées, pas de trismus.

Cinq minutes après l'ablation de la compresse, le malade s'est réveillé et est revenu à pied à son lit, la conscience encore obnubilée. A vomi 3 fois entre midi à 2 heures et demie, heure à laquelle il a mangé et depuis laquelle il n'a pas vomi. Dans la journée, le malade a uriné une seule fois.

On a employé 10 tubes de chloréthyle, soit plusieurs centaines de centimètres cubes.

Obs. VI. — *Homme de* 28 *ans, très alcoolique.*

Ce malade venait de manger lorsqu'on a cherché à l'endormir.

L'excitation a été extrêmement intense, le malade étant comme furieux et cherchant à mordre. Au bout de 5 minutes, l'anesthésie n'étant pas survenue et jugeant qu'il pouvait être dangereux de lutter contre le malade qui était en pleine poussée de roséole syphilitique, j'ai cessé de chercher à l'endormir et ai opéré le lendemain avec anesthésie locale, le malade étant solidement maintenu par 5 aides.

Dans toutes les observations précédentes, l'anesthésique avait été donné par moi (sauf Obs. IV).

Dans les suivantes, il a été donné tantôt par moi, tantôt par l'un des élèves de service; je me bornerai à résumer ces observations, les phénomènes observés étant presque toujours les mêmes que ceux des observations précédentes ; je noterai seulement les incidents particuliers à chaque cas.

Obs. VII. — *Z... (Théophile). — Phimosis, opéré le* 25 *novembre* 1901.

Au bout de 4 minutes, on commence l'opération qui dure 13 minutes. L'anesthésie est complète, mais la résolution est incomplète; les pupilles sont moyennement dilatées.

Dès que la compresse est enlevée, le malade se lève. Pas de vomissements.

Le chlorure d'éthyle a été donné à doses moins massives que dans les observations précédentes.

Obs. VIII. — *D... (Alphonse),* 18 *ans. — Phimosis* (25 *novembre* 1901).

Au bout de 3 minutes, résolution. L'intervention dure 6 minutes; un peu d'excitation pendant l'opération.

Le chlorure d'éthyle est donné comme dans l'observation VII.

Nausées au réveil, qui est survenu au bout de 30 secondes. Pas de vomissements.

Obs. IX. — *L..., garçon de café,* 30 *ans. — Phimosis* (27 *novembre* 1901).

Anesthésie au bout de 6 minutes. Durée de l'opération, 6 minutes. Quatre minutes après l'enlèvement de la compresse, le malade retourne à son lit. Pas de nausées.

Obs. X. — *M..., boulanger,* 33 *ans. — Phimosis* (27 *novembre* 1901).

Anesthésie au bout de 1 minute et demie. Durée de l'opération, 8 minutes et demie.

Au bout de 3 minutes, il se lève pour aller dans la salle. Pas de vomissements.

Obs. XI. — *L... (A.), 17 ans. — Curettage pour métrite hémorrhagique* (27 *novembre* 1901). *Alcoolique.*

Résolution complète en 20 secondes. Au bout de 1 minute, arrêt de la respiration ; face légèrement congestionnée. La respiration artificielle pratiquée immédiatement ramène les mouvements thoraciques spontanés. Au bout de 8 minutes après le début, soit 4 minutes après l'alerte, on recommence l'application de la compresse.

L'opération, y compris l'alerte, la désinfection des champs opératoires et des mains dure 23 minutes. Réveil au bout de 11 minutes, nausées, hébêtement, ne retourne pas à son lit à pied, a vomi 13 fois dans la journée. Le lendemain, tout à fait bien.

Obs. XII. — *Lep.... (Adolphe),* 27 *ans. — Phimosis.*

Période préanesthésique, 1 minute. Dort pendant 10 minutes avec une respiration calme ; léger ronflement.

Quarante secondes après l'ablation de la compresse, le malade parle ; au bout de 4 minutes il se rend à son lit. Pas de nausées, mais rend une fois brusquement en retournant à son lit.

Obs. XIII. — *L... (Emile),* 39 *ans. — Incision dorsale* (5 *décembre*). *Homme très alcoolique.*

Chez ce malade, j'ai voulu essayer si l'anesthésie était très rapide. Aussitôt après la première inspiration de chlorure d'éthyle, incision. A ce moment, le malade pousse un grognement ; mais, au réveil, qui survient quelques instants après, il ne se souvient de rien et est étonné que l'opération soit terminée. Pas de vomissements.

Obs. XIV. — *B... (H.), 24 ans. — Ablation de la glande de Bartholin, le 5 décembre* 1901.

Au bout de 4 minutes, résolution. Durée de l'intervention, 18 minutes. Pendant la première moitié de l'anesthésie, un peu de congestion de la face. Réveil en 2 minutes. Un vomissement le matin.

Obs. XV. — *D... (Jeanne, 22 ans.*

Cette femme se plaignait de douleurs abdominales avec vomissements. Les règles n'avaient point paru depuis 3 mois et une grossesse était probable; néanmoins, la défense musculaire, à l'état de veille, empêchait l'examen qui a été rendu très facile pendant l'anesthésie qui est survenue au bout de 2 minutes. Je profite de l'anesthésie pour faire examiner la malade par les nouveaux élèves du service; la narcose a été maintenue 15 minutes, le réveil a été immédiat.

Trois vomissements dans la journée (à noter les vomissements antérieurs dus à la grossesse). Chez tous les malades qui précèdent, j'ai employé le chlorure d'éthyle ordinaire; chez ceux dont l'observation suit, on a administré le kélène.

Obs. XVI. — *B..., 16 ans. — Végétations vulvaires.*

La période préanesthésique (5 minutes) a été accompagnée d'un peu d'excitation. L'intervention a duré 17 minutes. Le réveil est survenu 1 minute après l'ablation de la compresse. Pas de vomissements.

Pendant l'anesthésie on a noté un peu de trismus et une sécrétion bronchique assez abondante.

Obs. XVII. — *Lech... (Ernestine), 18 ans. — Double bubon (2 décembre).*

Anesthésie au kélène 2 heures après avoir mangé. Excitation pendant 1 ou 2 secondes; au bout d'une demi-minute, résolution. Au bout de 2 minutes, quelques mouvements. Durée de l'intervention, 13 minutes; réveil en 1 minute. Cinq minutes après elle se lève, est pendant quelques instants dans un état d'ébriété qui ne l'empêche pas d'aller à son lit où elle vomit une fois.

(40^{cc} de kélène).

Obs. XVIII. — *M*^{me} *X..., 29 ans. — Abcès de l'aisselle, opérée le 19 décembre 1901.*

Cette dame avait eu, quelques jours auparavant, un furoncle volumineux que j'avais incisé après anesthésie locale. Lorsque je la vis, elle avait un abcès d'origine furonculeuse, avec une zone d'inflammation large comme la main. La malade tenait absolument à être endormie, mais, redoutant le chloroforme qui, déjà donné une première fois pour avulsion dentaire l'avait rendue malade pendant 2 jours, je lui proposai le kélène.

L'anesthésie survint en 1 minute et demie sans excitation; 1 minute et demie après, la compresse était enlevée et la malade se réveilla en s'écriant : c'est merveilleux. A fait un rêve agréable.

A vomi deux fois : une au réveil, une autre en montant en voiture une demi-heure après, mais aucun état nauséeux.

Cette malade est restée à ma maison de santé une demi-heure. Depuis elle m'a reparlé de son anesthésie et m'a affirmé que le kélène lui semblait de beaucoup plus agréable que le chloroforme.

Obs. XIX. — *S..., 13 ans et demi. — Avulsion de grosse molaire.*

L'anesthésie, l'avulsion dentaire, le réveil ont demandé 40 secondes. Pas de vomissements.

Obs. XX. — *B... (L.) — Schrœder.*

Résolution en 5 minutes. Au bout de 14 minutes après le début de l'opération un peu de cyanose. Quatre minutes après, mucosités abondantes, qui durèrent jusqu'à la fin de l'opération (39 minutes).

Le réveil se fait en 9 minutes. Pas de vomissements.

(Dans la journée, s'est levée pour faire le pugilat avec ses voisines).

La malade a absorbé 130cc de kélène.

En somme, l'opération a été gênée.

Obs. XXI. — *D... (Héloïse), 23 ans. — Schrœder, le 21 novembre* 1901.

A vomi 5 fois.

Obs. XXII. — *D... (Gabriel), 22 ans, garçon de débit. — Chancre induré, ganglions ; circoncision, ablation des ganglions.*

L'anesthésie est survenue au bout de 3 minutes. L'opération a duré 17 minutes à partir de la résolution. Réveil en quelques secondes. Au milieu de l'opération on a manqué de kélène, le malade s'est réveillé en partie; on a continué l'anesthésie avec le chlorure d'éthyle ordinaire. Au réveil, le malade n'a rien senti. Pas de nausées.

Obs. XXIII. — *Lecl... (E.), 28 ans, journalier. — Circoncision (16 janvier* 1902).

Ce malade est fort alcoolique; la période préanesthésique a été accompagnée d'une excitation intense et a duré 2 minutes. L'intervention a duré 12 minutes. Le malade se réveille immédiatement, et, 3 minutes après, se rend à son lit, un peu hébété et dans un état d'ébriété. Un vomissement.

(80cc de kélène).

Ce malade est le premier qui ait accusé une sensation d'étouffement pénible (bien que non angoissante) au début de l'anesthésie.

Obs. XXIV. — *H...* (*Ch.*), 34 *ans* (16 *janvier* 1902). — *Chancre phagédénique.— Circoncision au thermo-cautère.*

Au bout de 2 minutes, je commence la cautérisation qui dure 5 minutes. Réveil en 1 minute. Pas de vomissements (32^{cc} de kélène).

Obs. XXV. — *L...* (*L.*), 19 *ans. Curettage d'un ganglion inguinal* (*janvier* 1902).

Anesthésie en 1 minute. Durée de l'opération, 25 minutes. Réveil en 1 minute. Vomissements au réveil. Au bout de 5 minutes, le malade regagne son lit ne se plaignant d'aucun malaise.

Obs. XXVI. — *T...* (*Ferdinand*), 33 *ans.* — *Incision dorsale* (7 *janvier* 1902).

Période préanesthésique, 10 minutes, sommeil agité. Réveil immédiat. (35^{cc} de kélène.) Pas de nausées ni de vomissements.

Obs. XXVII. — *D...* (*Edouard*), 8 *ans.* — *Avulsion dentaire.*

S'endort au bout de 15 secondes. Trismus au début de l'anesthésie. Réveil immédiat. (10^{cc} de kélène.) Pas de nausées.

Obs. XXVIII. — *Ch...* (*Louis*). — *Avulsion dentaire.*

Au bout de 55 secondes, anesthésie ; à ce moment, trismus intense. L'intervention a été longue et pénible (9 min. 20 s.) ; néanmoins, le malade n'a absorbé que 7 grammes de kélène, mais affirme n'avoir rien senti, bien que dans les dernières secondes il se soit un peu débattu. Pas de nausées ni de vomissements.

Obs. XXIX. — *L... (Alp.), 15 ans et demie. — Avulsion dentaire.*

· L'anesthésie survient au bout de 1 min. 26 s.; il y a du trismus. L'ablation des dents demande 2 min. 8 s. L'enfant absorbe 7 à 8 grammes de kélène. Pas de nausées.

Obs. XXX. — *G... (Ernest), 26 ans. — Circoncision le 20 janvier.*

L'anesthésie ne survient qu'au bout de 8 minutes. L'intervention demande 10 minutes; dès que la compresse est enlevée, le malade se réveille; 5 minutes après, il se rend seul à son lit. Pas de vomissements.

Obs. XXXI. — *L... (L.), 15 ans. — Avulsion dentaire.*

Narcose an bout de 3 minutes; un peu de trismus La dent enlevée, la malade se réveille immédiatement. Aucun malaise. (15cc de kélène.)

Obs. XXXII. — *P... (Ernestine), 19 ans. — Bubon double.*

Au bout d'une demi-minute, résolution musculaire. L'intervention dure 7 minutes; une demi-heure après, la malade mange. Aucun malaise. (24cc de kélène.)

Obs. XXXIII. — *Q... — Salpingite double (exploration après anesthésie).*

L'exploration, impossible à l'état de veille, est commencée au bout de 2 minutes; 2 minutes après, la compresse est enlevée, et, au bout de quelques secondes, la malade se réveille; 4 minutes après, retourne seule dans la salle. A eu un vomissement.

Obs. XXXIV. — *Enfant X..., 5 ans. — Incision dorsale.*

L'intervention a duré 5 minutes, mais la période préanesthésique a été relativement longue. Il s'agit d'un malade de la ville pour lequel je n'avais trouvé qu'un petit flacon de kélène, non anesthésique, dont l'ouverture, trop minime, laissait passer trop peu de liquide, qui s'évaporait au fur et à mesure ; j'ai été obligé de casser le tube pour verser en masse sur la compresse, qui a été maintenue sur la face de l'enfant pendant que je faisais l'incision. Réveil sans nausées.

L'enfant avait été endormi déjà deux fois au chloroforme et avait eu des troubles gastriques prolongés.

Obs. XXXV. — *T..., f. p. — Avulsion dentaire. — Femme très alcoolique.*

Dans ce cas, on n'a pas noté les différents temps de l'anesthésie ; celle-ci est survenue assez rapidement, mais le sommeil a été agité. Réveil immédiat. Pas de vomissements.

Obs. XXXVI. — *H..., 25 ans. — Dilatation d'anus* (6 *février*).

Période préanesthésique, 2 minutes. Intervention, 2 minutes ; s'éveille immédiatement. Pas de vomissements. Est retournée immédiatement à son lit. (22cc kélène.)

Obs. XXXVII. — *T..., 22 ans. — Avulsion dentaire* (2 *dents*).

Période préanesthésique, 1 minute et demie. Trismus notable, sommeil agité. Durée de l'avulsion dentaire, 7 minutes et demie. Se réveille sans avoir rien senti. (25cc kélène.)

Obs. XXXVIII. — *L...* — *Dilatation de l'anus* (6 *février* 1902).

Je commence la dilatation au bout de 3 minutes. La dilatation demande 2 minutes; 1 minute après, la malade se réveille. Pas de vomissements.

Obs. XXXIX. — *L...* (*B.*), *marinier.* — *Circoncision et excision d'un chancre induré* (6 *février*).

Période préanesthésique, 2 minutes; 8 minutes après, la compresse est retirée, et le malade se réveille en 2 minutes. Pas de vomissements. (40[cc] kélène.)

Obs. XL. — *B...* (*Marcel*), 16 *ans*, *garçon fumiste.* — *Phimosis, chancres mous; opéré le* 10 *février* 1902 (*incision dorsale*).

Au bout de quelques secondes dort sans excitation. La narcose a duré, en tout, 2 minutes et demie. Au réveil, pas de nausées.

Obs. XLI. — *W...*, 28 *ans.* — *Avulsion dentaire, le* 10 *février* 1902; *femme très alcoolique, ayant déjà été opérée par moi* (*histérectomie abdominale totale*) *en* 1901.

Excitation pendant 1 minute, puis résolution. Avulsion de 2 molaires, puis réveil immédiat sans nausées ni vomissements.

Obs. XLII. — *L...* (*Désiré*), 42 *ans, journalier.* — *Phimosis, chancres mous, adénite inguinale gauche; opéré le* 12 *février* 1902.

Dès que la compresse a été mise sur la face, j'ai incisé le bubon, puis j'ai fait la circoncision. Le tout, pansement compris, a duré 6 minutes à partir du moment où la compresse a été appliquée. Le réveil a lieu 1 minute après, et, à ce moment, le malade s'agite un peu pendant quelques instants. Pas de nausées, pas de vomissements. Sauf au réveil, il n'y a pas eu d'excitation ; le malade dit avoir légèrement ressenti le premier coup de bistouri, puis a perdu conscience. (30^{cc} de kélène.)

OBS. XLIII. — *W... (Angèle)*, 25 *ans.* — *Dilatation de l'anus* (18 *février*).

Période préanesthésique, 3 minutes. Durée de la dilatation, 2 minutes. Le réveil survient en 2 minutes. Un vomissement.

(Cette malade, que j'ai opérée il y a 6 mois (abdominale totale pour double pyosalpinx), avait été endormie au chloroforme, et, dans la journée, avait été furieuse. On avait même dû lui mettre une camisole de force pendant plusieurs heures.)

OBS. XLIV. — *Q... (Jean)*, 40 *ans, débardeur (gros alcoolique).* — *Circoncision* (18 *février*).

L'anesthésie survient au bout de 4 minutes. L'opération dure 9 minutes ; réveil immédiat. Pas de vomissements. Le sommeil a été agité, (75^{cc} kélène.)

OBS. XLV. — *Mme X... Avulsion de* 2 *dents, le* 20 *février* 1902.

L'anesthésie est survenue au bout de 2 ou 3 inspirations. Le réveil s'est fait immédiatement. Légères nausées au réveil. Un peu de trismus.

ANESTHÉSIE MIXTE. — *H...*, 70 *ans, hospitalisé.* — *Panophtalmie, exentération ignée de l'œil, le* 12 *février* 1902.

Au bout de 4 minutes, j'ai substitué le chloroforme au

kélène et, 1 minute après, l'opération était commencée; elle a duré, sans incident, 8 minutes. Le malade a absorbé très peu de chloroforme et s'est réveillé presque immédiatement.

Deux anesthésies au chlorure d'étyle communiquées par le Dr Derocque nous semblent assez intéressantes : la première a été faite chez une malade morphinomane qui avait un gros abcès dû à une piqûre septique. Cette malade, qui avait été précédemment endormie au chloroforme et au bromure d'éthyle, trouve le chloréthyle infiniment plus agréable. — La deuxième a pour sujet une dame de 36 ans à qui il a fallu faire l'avulsion de 12 dents : nulle sensation désagréable, pas de trismus, pas de vomissements.

OBSERVATIONS PERSONNELLES

INTERVENTIONS PRATIQUÉES PAR LE DOCTEUR DEROCQUE

Anesthésies par le chlorure d'éthyle seul.

Obs. XLVI. — *B... (M.), 23 ans. — Excision de végétations vulvaires.*

L'inhalation du chlorure d'éthyle se fait sans période ni

de contraction, ni d'excitation ; on note seulement quelques secousses musculaires rapides et menues.

En 1 minute la malade dort, les réflexes sont abolis, les pupilles sont dilatées. L'intervention dure 15 minutes ; à ce moment on enlève la compresse, la malade rit aux éclats et se réveille aussitôt. Quantité de chlorure d'éthyle employée, 15cc. Pas de vomissements, pas de céphalée.

Obs. XLVII. — *B...* (*Mo.*), 20 *ans.* — *Extraction de* 2 *dents.*

On applique la compresse et au bout d'une minute et demie, après avoir absorbé 10cc de chloréthyle, la malade est anesthésiée ; cependant la résolution musculaire n'est pas complète, les réflexes cornéens et pupillaires sont paresseux. On arrache une dent à la malade. A ce moment, elle fait quelques mouvements.

On applique de nouveau la compresse, inhalation de 8cc ; puis on extirpe la deuxième dent. Pendant l'opération, il a fallu maintenir un coin de bois dans la bouche de la malade pour prévenir le trismus. Le réveil est presque immédiat, la malade n'a rien senti. Pas de céphalée, pas de vomissements.

Obs. XLVIII. — *M...* (*A.*), *alcoolique*, 35 *ans.* — *Circoncision.*

M..., très alcoolique, a présenté un peu d'agitation pendant toute la durée de l'intervention qui a demandé 5 minutes. 50 secondes après le début de l'inhalation, il présentait de la contraction musculaire généralisée ; puis la contraction a disparu, mais sans perte des réflexes cornéens et pupillaires ; à ce moment on pratique l'opération : la face est congestionnée, la respiration bruyante, le pouls précipité, les muscles sont le siège de légères secousses. L'opération terminée, on enlève la compresse, le réveil est immédiat. Quantité d'anesthésique employée, 40cc. Interrogé, le malade dit avoir senti le premier coup de ciseaux et avoir entendu la question qu'on lui posait, à laquelle d'ailleurs il avait répondu, et avoir aussitôt perdu conscience de ce qu'on lui faisait.

Pas de vomissements, nul malaise ; l'opéré demande à manger en quittant la salle.

Obs. XLIX. — *Le même. — Enlèvement d'agrafes de Michel.*

Cette fois le malade s'endort plus facilement. Au début, période d'excitation qui disparaît en 2 minutes et pendant laquelle il y eut émission d'urines. Les réflexes disparaissent en 5 minutes ; le sommeil est profond, la respiration calme avec un léger ronflement, le pouls est à 80. L'opération déjà commencée est terminée 1 minute après. Le malade a absorbé 33cc de chlorure d'éthyle. Le réveil survient en 30 secondes. M... se lève de la table sans aide et dit qu'il n'a rien senti. Pas de vomissements, léger mal de tête ; a mangé 1 heure après avec appétit.

Obs. L. — *M... (Em.), 19 ans. — Circoncision.*

Le malade, très pusillanime, présente au début de la narcose une période d'agitation avec cris et mouvements désordonnés. Le sommeil arrive en 1 minute et demie ; résolution musculaire complète, la respiration est normale, rendue seulement un peu bruyante par la présence de mucosités ; le pouls est à 85. La narcose a duré 7 minutes ; la quantité absorbée, 30cc. L'opéré ouvre les yeux au bout de 30 secondes, reste hébété et vomit quelques mucosités. 2 minutes après, il se lève. Toute la journée il s'est plaint d'un léger mal de tête.

Obs. LI. — *Le même. — Enlèvement d'agrafes de Michel.*

La narcose est complète en 4 minutes d'inhalation, après un peu d'agitation. Les pupilles sont dilatées, la respiration est calme, profonde ; le pouls est à 80. Durée totale de l'anesthésie, 8 minutes. Le malade se réveille au bout de 1 minute ; nausées, vomissements bilieux. Quantité de chloréthyle employée, 31cc. M... a mangé 1 heure après. Pas de céphalée cette fois.

Obs. LII. — *P...* (*Oc.*), 38 *ans.* — *Urétrotomie interne.*

Ce malade présente pendant 3 minutes une période de contraction musculaire généralisée avec trismus. Les muscles tendus sont animés de secousses fibrillaires, la face est congestionnée, les yeux mouillés. 2 minutes après, la résolution est complète, les réflexes pupillaires et cornéens ont disparu, les pupilles sont légèrement dilatées. La respiration est bruyante, gênée par des mucosités ; le pouls est à 75 bien frappé.

La narcose dure 11 minutes : le réveil n'est pas immédiat, survient 2 minutes après. Le malade a des nausées, vomit une fois et reste hébété. Il crache beaucoup et accuse un léger mal de tête. Pas de vomissements dans la suite. P... a mangé 2 heures après l'opération avec appétit.

Obs. LIII. — *C...* (*G.*), 17 *ans.* — *Enlèvement d'agrafes de Michel* (*après circoncision*).

Ce malade présente une très courte période de contraction musculaire. 50 secondes après le début de la narcose, la résolution est complète, les réflexes cornéens et pupillaires ont disparu, les pupilles sont dilatées, la respiration est calme, le pouls bien frappé, à 70. L'anesthésie dure 4 minutes. G... se réveille aussitôt et se lève. Pas de vomissements, pas de céphalée.

Quantité de chloréthyle employée, 10^{cc}.

Obs. LIV. — *R. Leg..., 24 mois. — Radiographie du bassin.*

En 30 secondes la narcose est complète après une courte période pendant laquelle le petit malade a poussé quelques cris et fait quelques mouvements. La respiration est calme, les pupilles sont dilatées, perte des réflexes cornéens et pupillaires, pas de cyanose. Après 5 minutes on enlève la compresse, et, au bout de 1 minute, l'enfant se réveille sans présenter ni nausées, ni vomissements. Il reste très tranquille jusqu'à ce qu'on procède à une nouvelle pose.

Quantité de chlorure employée : 22^{cc}.

Dix minutes après, on applique de nouveau la compresse; l'enfant fait quelques mouvements et dort en 34 secondes d'un sommeil calme; — les réflexes ont disparu, les pupilles sont dilatées, la respiration est tranquille. — 6 minutes après le début de l'anesthésie, on enlève la compresse, l'enfant présentant des signes d'asphyxie : les lèvres sont cyanosées, la face est pâle, la respiration superficielle et irrégulière, un peu bruyante; les mâchoires sont serrées, des mucosités obstruent les voies respiratoires. Cet état va en s'atténuant et 4 minutes après le malade se réveille : la cyanose a disparu, la respiration est devenue normale, l'enfant ne paraît pas souffrir ; cependant il est resté hébété pendant plusieurs heures. Il n'a pas eu de vomissements et a dîné comme d'habitude 4 heures après.

Quantité de chlorure d'éthyle employée : 26^{cc}.

Obs. LV. — *B. K., 2 ans. — Fracture de l'humérus*

consolidée avec cal vicieux et ostéoclasie. — Appareil plâtré.

Une minute après le début de la narcose, la malade dort profondément, après une courte période pendant laquelle on constate de la tension des muscles des membres, trismus persistant. Les pupilles sont dilatées ; perte des réflexes cornéens et pupillaires, respiration normale, pas de cyanose.

On enlève la compresse au bout de 5 minutes ; le réveil est rapide (30 secondes), pas de vomissements.

Quantité de chlorure d'éthyle employée : 20cc.

Obs. LVI. — *X..., 4 ans. — Coxalgie. — Appareil plâtré*

Ce malade présentera pendant toute la durée de la narcose un peu de cyanose. Il faut noter que le chlorure d'éthyle était donné par un débutant. La pupille reste contractée pendant 2 minutes, le malade s'agite et crie ; puis se produit la résolution musculaire, la pupille se dilate, le malade présente du trismus, la respiration est superficielle, bruyante, avec des arrêts momentanés, et un peu de cyanose. On fait quelques tractions rythmées de la langue ; des mucosités s'échappent en abondance par les narines ; puis la respiration devient calme, régulière, profonde, mais toujours bruyante. Le trismus est persistant, les pupilles sont dilatées, le pouls est à 120 sans irrégularité. La narcose se termine sans incident. Durée totale des inhalations, 10 minutes.

Quantité de chlorure d'éthyle employée, 45cc.

Le malade reste hébété pendant 10 minutes, puis se réveille complètement ; il vomit des mucosités.

Obs. LVII. — *H..., 22 ans. — Dilatation de l'anus.*

La narcose est complète au bout de 40 secondes ; la période préanesthésique n'a présenté qu'une légère tension musculaire, l'opération est terminée en 3 minutes. Le réveil est lent et n'est complet qu'au bout de 6 minutes et demie. Quelques nausées, pas de vomissements.

Obs. LVIII. — *B. M...,* 20 *ans.* — *Dilatation de l'anus.*

Sommeil en 30 secondes, avec résolution complète. Durée totale de l'intervention, 1 minute et demie.

Quantité de chloréthyle employée, 8cc. Réveil immédiat.

Obs. LIX. — *M. A...,* 21 *ans.* — *Extraction de* 2 *dents.*

L'anesthésie est obtenue avec 10cc de chloréthyle pour chaque dent, après inhalation pendant 2 minutes. La face est congestionnée, la respiration bruyante, mais régulière, le réveil est lent; pas de vomissements.

Obs. LX. — *H. R...* — *Extraction de* 2 *dents.*

L'anesthésie est obtenue en 40 secondes après inhalation de 10cc de chlorure d'éthyle. On extrait 2 dents, les mâchoires étant tenues écartées au moyen d'un coin de bois. Le réveil est complet après 1 minute. Pas de nausées; la malade accuse un léger mal de tète.

Obs. LXI. — *D. A...* — 8 *ans et demi.* — *Ostéomyélite du tibia.*

Les premières inhalations produisent chez ce malade des mouvements de défense, des cris. A cette période d'excitation, d'une durée de 1 minute et demie, succède une période de calme avec un état de tension des muscles et conservation des réflexes cornéens et pupillaires.

Le pouls est à 160, la respiration à 60. Au bout de 5 minutes, les réflexes sont complètement abolis, la pupille est dilatée, la tension musculaire persiste. Le pouls est plus rapide, 168, la respiration précipitée.

On enlève la compresse au bout de 17 minutes et demie, les réflexes reparaissent aussitôt ; le malade reste hébété et rejette de la salive. Pas de vomissements dans la suite. D... a diné le soir comme d'habitude.

Obs. LXII. — *V. S...,* 5 *ans.* — *Pansement.*

Au début de la narcose, la malade s'agite ; il y a émission des urines ; après 40 secondes, la malade est calme, les réflexes cornéens et pupillaires ne sont pas abolis ; au bout de 1 minute on cesse les inhalations ; le réveil est immédiat. — Quantité de chloréthyle employée : 8^{cc}.

Obs. LXIII. — *D. M...,* 2 *ans.* — *Adénopathie cervicale, extirpation des ganglions.*

Au début de la narcose, on observe de l'émission des urines et une légère agitation ; la narcose est complète en 30 secondes, perte des réflexes, dilatation pupillaire ; la respiration est à 68, le pouls à 128 ; pouls et respiration restent les mêmes pendant la durée de l'opération.

9 minutes après le début de l'anesthésie, on cesse les inhalations ; le réveil est immédiat, la sensibilité reste émoussée pendant 2 minutes. Pas de vomissements.

Obs. LXIV. — *V. A...,* 33 *ans.* — *Circoncision.*

Ce malade est endormi au bout de 5 minutes, après avoir présenté de la contraction musculaire. En 9 minutes, le malade a absorbé 45^{cc} de kélène ; le réveil est immédiat. Pas de vomissements, pas de céphalie.

Obs. LXV. — *Leb. L.,* 47 *ans.* — *Circoncision.*

La narcose demande 2 minutes pour être complète ; au bout de 7 minutes, on cesse les inhalations ; le réveil est assez lent (2 minutes).

Quantité de chloréthyle employé : 37^{cc}.
Vomissements bilieux au réveil ; pas de céphalée.

ANESTHÉSIES MIXTES

Obs. LXVI. — *Lef... A.*, 18 *ans.* — *Laparotomie.*

On applique la compresse imbibée de chlorure d'éthyle ; après deux ou trois inhalations, la malade présente une légère excitation se traduisant par quelques cris et de petits mouvements des membres. La respiration reste calme, sans spasmes, le pouls est à 80 ; la pupille rétrécie avant la narcose commence à se dilater, les réflexes cornéens et palpébraux sont conservés : puis, légère contraction des muscles avec secousses rapides et de petite étendue.

La malade a absorbé 12^{cc} de chloréthyle en 50 secondes. Immédiatement, on applique la compresse au chloroforme ; il n'y a pas de phénomènes de transition ; le sommeil reste calme ; à aucun moment la malade ne s'est réveillée. Pas d'excitation ; la respiration est profonde, naturelle ; le pouls est toujours à 80. Durée totale de l'intervention, 50 minutes. Le réveil se confirme 10 minutes après la cessation des inhalations de chloroforme.

Dans l'après-midi, la malade vomit des mucosités à trois reprises, mais sans douleurs vives. Le lendemain, quelques nausées ; léger mal de tête.

Obs. LXVII. — *D... A...*, 8 *ans et demie.* — *Grattage du frontal.*

Quelques inhalations de chloréthyle produisent chez ce malade une période de contracture musculaire sans excitation psychique appréciable, période qui dure à peine 20 secondes.

En 40 secondes, la résolution musculaire est complète; la respiration est calme, profonde; la pupille est dilatée, avec conservation partielle du réflexe cornéen. Le pouls est à 90. Quantité de chlorétyle employée : 10cc. La chloroformisation n'a donné lieu à aucune complication. Durée de l'opération : 18 minutes. Le malade se réveille 4 minutes après la cessation des inhalations. Pas de vomissements, pas de céphalée. D... a mangé le lendemain avec appétit.

Obs. LXVIII. — *B... J...*, 4 *ans.* — *Greffes épidermiques.*

45 secondes après l'application de la compresse au chlorure d'éthyle, la malade est en pleine résolution, après avoir présenté pendant quelques secondes une légère contracture musculaire sans trismus. La pupille est dilatée; perte des réflexes cornéens et pupillaires; respiration calme. Quantité de chloréthyle employée : 11cc. Puis chloroformisation sans réveil.

La malade a présenté des vomissements dans la soirée, dans la matinée du lendemain; pas de maux de tête. A mangé le lendemain soir.

Obs. LXIX. — *D... S.*, *13 ans et demi.* — *Greffes épidermiques.*

Les premières inhalations produisent chez cette malade quelques mouvements de défense, puis une légère contracture avec trismus; enfin résolution musculaire au bout de 40 secondes et après absorbtion de 10cc de chlorure d'éthyle, sans perte complète du réflexe cornéen. L'anesthésie chloroformique n'a rien présenté de particulier. Les vomissements qui ont suivi le réveil ont été assez nombreux : le soir 2; le lendemain, 5; le surlendemain matin, 2. A aucun moment D... n'a eu mal à la tête.

Obs. LXX. — *P... C., 16 ans.* — *Ténotomie.*

Au début de l'anesthésie quelques mouvements, suivis d'une courte période de contraction avec tremblement des membres, puis résolution musculaire sans perte du réflexe cornéen. Quantité de chloréthyle employé, 9^{cc} en 50 secondes. La chloroformisation ne présente aucun trouble apparent.

Obs. LXXII. — *F. A., 5 ans.* — *Arthrodèse.*

L'application de la compresse au chlorure d'éthyle produit un peu d'agitation et quelques cris; le petit malade se débat, porte ses mains à la figure; émission d'urines. La narcose est complète en 50 secondes. La pupille est moyennement dilatée; perte des réflexes. Quantité : 15^{cc}. On continue l'anesthésie par le chloroforme; au bout de quelques minutes la respiration devient bruyante; il y a du spasme respiratoire : le malade rejette des mucosités filantes par le nez; la bouche est obstruée de mucosités, la pupille toujours dilatée, le pouls introuvable : et après quelques inspirations courtes et avortées le malade cesse de respirer; la face, les lèvres sont décolorées, asphyxie blanche. Immédiatement la tête est renversée pendante; on pratique la respiration artificielle pendant une minute, les mouvements respiratoires reviennent, la peau se colore; l'alerte a disparu. L'opération se termine sans nouvel incident; mais le chloroforme est donné en petites quantités. Durée totale de la narcose : une demi-heure. Vomissements dans la journée.

Obs. LXXII. — *Y..., 15 mois.* — *Prolapsus du rectum; pointes de feu.*

La narcose est survenue au bout de une minute, après une courte période de contraction musculaire et de trismus : on note pendant les premières inhalations de l'émission des urines et des matières fécales. La résolution musculaire est complète après avoir employé 10^{cc} de chloréthyle. Les pupilles sont dilatées, les réflexes ont disparu.

Pendant la chloroformisation le petit malade a rendu des mucosités par les narines. Pas de vomissements après le réveil.

Obs. LXXIII. — *C... A., 25 ans. — Excision de deux ulcérations de la vulve d'origine indéterminée, alcoolique.*

La narcose par le chlorure d'éthyle est difficile. En 4 minutes on administre à la patiente 27^{cc} de chloréthyle sans qu'il y ait perte des réflexes cornéens et pupillaires. Puis on passe à la chloroformisation ; les réflexes disparaissent lentement ; le sommeil est pénible, les mucosités nombreuses, la respiration spastique. Il y a du trismus permanent. Au réveil, qui est lent, la malade présente des efforts de vomissements considérables : mucosités filantes, léger degré de cyanose, respiration pénible.

Cette malade a vomi une partie de la journée.

Obs. LXXIV. — *P... (Louise), 26 ans. — Greffes épidermiques sur un ulcère syphilitique.*

Inhalation de chlorure d'éthyle pendant 4 minutes. Quantité de chlorure employée, 40^{cc} ; la période de contraction a duré 3 minutes ; puis les réflexes disparaissent, les pupilles se dilatent. La chloroformisation se fait sans autres phénomènes de transition qu'une légère toux.

Obs. LXXV. — *Y..., 15 mois. — Prolapsus du rectum. — Rectopexie avec périnéorraphie.*

Au début de la narcose ce malade présente un peu d'agitation accompagnée de mouvements des membres ; puis survient de la contracture musculaire en même temps que le malade laisse aller ses urines et ses matières fécales. En 50 secondes la narcose est complète après une absorption de 10^{cc} de chlorure d'éthyle.

Chloroformisation sans incidents.

Obs. LXXVI. — *S... (Jeanne), 17 ans. — Laparotomie.*

Les premières inhalations produisent chez cette malade une légère excitation accompagnée de rires. La narcose est complète en 2 minutes. Quantité de chlorure d'éthyle employée, 14^{cc}.

Au moment où l'on donne le chloroforme la malade semble se réveiller ; on continue néanmoins la chloroformisation et au bout de 5 minutes le sommeil est profond ; les pupilles sont rétrécies, la respiration est ronflante, régulière. Durée de l'opération : 55 minutes. Nausées, vomissements dans la journée. Pas de céphalée.

Obs. LXXVII. — *D... A., 21 ans. — Ouverture d'un abcès péricœcal.*

Le chlorure d'éthyle est administré par un débutant, aussi la marcose est lente à venir ; au début, période d'excitation, le malade s'agite et veut repousser ceux qui le maintiennent, puis le malade se calme et au bout de 3 minutes, pendant lesquelles on a donné 15^{cc} de kélène, la narcose survient. On la continue au chloroforme ; réveil partiel de courte durée.

Pas d'incidents. Durée totale de l'intervention : 45 minutes. Vomissements au réveil ; pas de vomissements dans la suite.

Pour les quinze premières observations, M. Derocque a employé le chlorure d'éthyle ordinaire ; les autres malades ont été endormis au chlorure d'éthyle chimiquement pur, connu sous le nom de Kélène (Κηλέω, je calme).

Malherbe admet qu'en moyenne 2 à 4 grammes de kélène suffisent pour obtenir l'anesthésie; d'après nos observations, nous croyons pouvoir dire que cette quantité n'est pas suffisante dans la plupart des cas pour produire l'anesthésie complète et nous avons été obligé de l'élever à 10, 15 cc et dans certains cas à 27 cc (Obs. LXXIII) sans qu'il y ait perte complète des réflexes cornéens et pupillaires, à 40 cc (Obs. LXXIV).

Au point de vue de la rapidité de la narcose, si nous avons vu celle-ci survenir au bout de 15 secondes, 30 secondes, une minute, une minute et demie, nous avons eu des malades qui n'ont été en résolution complète qu'au bout de 5, 6 minutes; l'un d'eux (Obs. XXVI), ne s'est endormi qu'au bout de 10 minutes, alors que Malherbe admet que la période préanesthésique ne dépasse guère 40 secondes. Mais le plus souvent, celle-ci ne nous paraît pas dépasser 2 à 3 minutes.

Au début de la narcose, nous avons assez souvent observé une période d'excitation, mais nullement comparable à celle qui existe avec l'éther, le chloroforme, le bromure d'éthyle. Ce n'est pas un état semblable à l'ivresse, s'accompagnant d'un grand désordre des actes, de tout un complexus d'idées délirantes qui marque en général la période d'excitation. Tout ce stade a un caractère de défense;

naturellement il ne s'agit pas d'une défense consciente, mais d'actes musculaires d'origine réflexe, de mouvements de défense non conscients, de tension musculaire, comme on l'observe chez les individus qui ne sont pas chloroformisés profondément.

Cet état de tension des muscles disparaît habituellement en quelques secondes (30″) ou quelques minutes (2′) ; parfois, mais seulement chez les alcooliques et les névropathes, elle tarde à disparaître et peut persister jusqu'à la fin de l'intervention, malgré les doses renouvelées de kélène. Chez la plupart des malades, nous avons constaté du trismus analogue à celui qui se produit avec le bromure d'éthyle, d'où la nécessité, pour le prévenir, de maintenir la bouche ouverte avec un coin de bois dès le début de la narcose, pour les opérations de la cavité buccale ou pharyngienne. Ce trismus disparaît dans la narcose prolongée ; cependant, chez une petite fille de 2 ans (Obs. LV), chez un enfant de 4 ans (Obs. LVI), le trismus persistait alors que les réflexes avaient complètement disparu.

Pendant ce stade de tension musculaire, les muscles sont parfois le siège de tremblements fibrillaires menus et rapides qu'il est cependant facile de constater sur les membres. A ce moment les réflexes ne sont pas abolis, les pupilles parfois rétrécies sont seulement paresseuses, le réflexe cornéen n'a pas disparu ; si on pince le malade, il accusera la douleur soit par un léger mouvement, soit en parlant. On l'interroge, il répond ; il a encore une vague conscience de son état, des personnes qui l'entourent : il dira que les inhalations du chlorure d'éthyle sont agréables ; puis, quelques secondes plus tard, la narcose est complète, les réflexes ont disparu, les pupilles dilatées ne réagissent plus à la lumière ; les muscles sont en résolution. Pendant la résolution, nous avons constaté que la face, parfois congestionnée, est normale le plus souvent : il y a parfois un léger ronflement. Nous avons observé, rarement il est vrai (Obs. III, XI, XX, LIV), de la cyanose, que n'a jamais rencontré Malherbe.

La salivation et le larmoiement ont existé (Obs. III, XVI, XX, L, LII, LIV, LVI), et nous avons eu trois fois des symptômes qui auraient été inquiétants s'ils s'étaient prolongés (Obs. XI, LIV, LVI). Aussi, nous considérons que l'administration du chlorure d'éthyle doit être faite par un aide attentif et ayant non seulement la pratique de la chloroformisation, mais encore de la kélénisation. La présence des mucosités dans les premières voies respiratoires est parfois la cause de troubles de la respiration ; aussi doit-on s'en débarrasser, soit en tenant la tête du patient inclinée latéralement ou renversée en arrière, soit en se servant de tampons avec lesquels on assèche la bouche et les narines.

D'une façon générale, on a tendance à donner le

chlorure d'éthyle à trop faibles doses ; il ne faut pas hésiter à verser, le plus rapidement possible, de 5 à 8 cc sur la compresse. Si l'on veut procéder comme avec le chloroforme, on met très longtemps à endormir son malade, et, en fin de compte, on emploie plus d'anesthésique.

Quant à l'absence de vomissements, observée par Malherbe, nous nous inscrivons en faux contre cette assertion et nous sommes sur ce point d'accord avec Kœnig. Ce qui est vrai, c'est que ces vomissements n'ont le plus souvent lieu qu'au réveil : ils sont faciles, et il n'y a jamais cette sensation nauséeuse, si pénible, dont se plaignent parfois, pendant plusieurs jours, les malades endormis au chloroforme ou à l'éther ; c'est là un gros avantage : mais il n'est pas nécessaire de le grossir et de nier la présence de troubles gastriques qui, d'après les cas que nous avons observés, se rencontreraient dans la proportion de 40 o/o. Il ne faut pas non plus exagérer ces troubles comme Jacobs, qui signale comme fréquents des troubles gastro-intestinaux intenses et prolongés que nous n'avons jamais remarqués, et sauf deux ou trois exceptions, tous nos malades ont mangé comme à l'ordinaire quelques heures après l'opération ; souvent même ils demandent à manger dès qu'ils sont dans leur lit.

Dans nos observations d'anesthésie mixte au chloréthyle et au chloroforme, les suites de l'anesthésie n'ont jamais été fâcheuses ; les vomissements ont été plus ou moins accentués, plus ou moins pénibles, moins que dans l'anesthésie au chloroforme seul.

L'anesthésie obtenue avec le chlorure d'éthyle dure peu, et, à ce point de vue encore, le résultat de nos observations diffère de celui de Malherbe. Ce dernier auteur a vu l'anesthésie se prolonger 3 à 4 minutes, et déclare qu'il peut faire une opération de quelque durée avec 15 à 20 grammes.

Le réveil survient dès l'ablation de la compresse, rarement plus d'une minute après. Aussi, avons-nous été obligés d'employer des doses plus fortes que celles indiquées par lui, et les doses de 40 à 50 cc ne sont pas exceptionnelles pour des opérations de durée relativement courte.

Après l'anesthésie mixte (chlorure d'éthyle, puis chloroforme), le réveil semble plus rapide qu'après l'anesthésie chloroformique, sans doute à cause de l'absorption moindre de chloroforme.

En terminant cette discussion, il nous semble utile d'insister sur les avantages que peut donner le kélène dans les opérations d'urgence, alors qu'il faut intervenir vite et épargner aux blessés des douleurs parfois intolérables, et que le chloroforme, pour produire son action, demande un temps assez long. Il nous paraît que cet anesthésique est absolument indiqué dans les amputations, le broiement des membres, ligatures des vaisseaux, trépanation, etc..., en un mot, dans les accidents graves où les blessés sont sous l'influence d'un choc. Nous n'avons pas d'observations à donner à l'appui de cette assertion; mais personne n'ignore les dangers du chloroforme dans les cas de choc traumatique.

Sur le champ de bataille nous trouverons la même indication du kélène : facilité du procédé, rapidité de la narcose, rapidité du réveil. Les aides nombreux seront moins nécessaires dans le cours de l'opération. La surveillance du réveil, nécessaire après l'emploi du chloroforme pendant plusieurs heures quelquefois, ne sera plus aussi longue avec le kélène; d'où économie du personnel médical dans les ambulances... Et si en temps ordinaire, on peut dire que le sort du blessé dépend du premier pansement, il nous paraît encore plus nécessaire d'assurer aux grands blessés du champ de bataille une intervention immédiate et la possibilité d'une rapide évacuation sur les formations sanitaires de l'arrière.

CONCLUSIONS

1° Le chlorure d'éthyle pur est un bon narcotique pour l'homme;

2° L'anesthésie est rapide ; le réveil presque immédiat ; les suites ne présentent aucun symptôme alarmant ;

3° Le réveil rapide limite son emploi, car il faut une attention soutenue de la part du kélénisateur, sinon on aura un réveil partiel avec ses désagréments : vomissements et retour des réflexes ;

4° Il est absolument contre-indiqué dans les opérations abdominales et dans les opérations qui demandent une narcose profonde et de longue durée;

5° Nous ne croyons pas qu'il soit indiqué dans la réduction des luxations ;

6° Il est indiqué dans les opérations ne devant pas durer plus d'un quart d'heure : ténotomies, ostéotomies, opérations sur le prépuce, etc. ;

7° Le chlorure d'éthyle présente des avantages marqués pour les opérations dentaires ; son emploi dans les petites interventions en obstétrique ne présente que des avantages ;

8° L'âge est indifférent; l'odeur du chlorure d'éthyle n'est pas désagréable ; au début, pas de sensation d'étranglement ;

9° L'anesthésie mixte se recommande d'une façon absolue ; elle supprime la période d'excitation du chloroforme et de l'éther ; l'anesthésie se continue sans réveil ;

10° Chez les alcooliques et les névropathes, la narcose est parfois longue et pénible ; mais elle n'a jamais présenté de suites alarmantes ;

11° L'administration du chlorure d'éthyle ne doit pas être faite par le premier venu : comme pour la chloroformisation et l'éthérisation, un apprentissage est nécessaire.

INDEX BIBLIOGRAPHIQUE (1).

BILLETER. — Œthylchlorid zur totalen narkose (Schw. Vierteljahrschreft für Zahnheilk., VII, 4, 1897).

BRODSBECK. — Suggerirte Narkosen vermittelst Œthylchlorid (Schw. Viert. f. Zahnheilk., 1898, VIII, 272-282).

*DAISH. — Chloride of ethyl (Austr. med. Journal, 1895, XVII, 549-553).

DEROCQUE. — Le chlorure d'éthyle anesthésique général (La Revue médicale de Normandie, 25 février 1902).

*DUBOIS (R). — Act. physiologique du chlorure d'éthylène sur la cornée (C. R. A. S. 1888, CVII, 482-484; 695; et 1889, CVIII, 191).

*FLOURENS. — Note touchant les effets de l'éther chlorhydrique chloré sur les animaux (C. R. A. S. 1851, XXXII, 25-27).

GIRES (P.). — Anesthésie générale par le chlorure d'éthyle pur en inhalations (Rev. de Stomatologie, janv. 1900).

HAFNER. — Kritische Betrachtungen Zum Chloræsthyltod (Schw. Viertelj. f. Zahnheilk., 1901, XI, 115-116).

(1) Les auteurs précédés d'un astérique traitent du chlorure d'éthylène ou de ses isomères.

Helsted (A). — Universel Kloroœthylnarkose (Bibliotek for Laeger, viii, 3, 1; janvier 1902, Copenhague).

*Hodges. — Simultaneous arrest of heart's action and respiration during administration of œthylene dichlorid. Recovery (Brit. medic. Journ. 1881, 431).

Jacobs. — Progrès médical belge, 1901.

Kœnig. — Ueber œthylchlorid-narkose (thèse de Berne, 1900).

*Langenbeck. — Ein neues anœsthicum. — Œthyliden chlorid (Berl. Klin Woch., 1870, vii, 401).

Lotheissen (G.). — Ueber die Narkose mit œthylchlorid (Arch. f. Klin, chir., 1898, lvii, 865-872).

Ludwig (A.) Narkose mit Œthylchlorid (Beitr. Z. Klin. chir., 1897, xix, 639-664).

Malherbe (A.). — Nouveau procédé pour l'anesthésie générale par le chlorure d'éthyle (Congrès français de chirurgie. Paris, 1901).

Mathes (P.). — Prager med. Woch, n° 17, 1899.

Mc. Casdie. — A few cases of ethyl chlorid narcosis (lancet, 1901, 698).

*Newman. — Comparative value of chloroform and ethiden dichlorid as anœsthetics agents (Journ. of Anat. and Physiol. 1880, xv, 110-117).

Nogué. — L'anesthésie générale par le chlorure d'éthyle pur (Arch. de Stomatologie, 1900, 97-100).

*Nunneley. — Chlorid of olefiant gaz as an anœsthetic (Med. Times, 1848, xix, 388).

*Panas. — Action des inhalations du chlorure d'éthylène pur sur l'œil (C. R. A. S., 1888, cvii, 921-923).

Pollosson. — C. R. de la Société de chirurgie de Lyon. — (Gaz. des hôpitaux de Toulouse, 3 août 1901).

*Reichert (G). — Ethylène bichloride as an ancesthetic agent; with a consideration of ethylene methyethylate, ethylene, ethylate, ethylnitrate, and ethylidene bichloride (Phil. med. Times, 1880, xi, 490, 518, 553).

*Reichert. — Ethidene poisoning (Med. News, 1882, xl, 206-208).

Roubinovitch (G.) et Malherbe. — Nouveau procédé d'anesthésie générale par le chlorure d'éthyle. Recherches expérimentales et cliniques (Le Bulletin médical, 11 juin 1902, 551-553).

Richet. — Dictionnaire de physiologie, art. Chlorure d'éthyle.

Rolland. — C. R. Société de médecine de Bordeaux du 20 juillet 1900 (Gaz. des hôp. de Toulouse, 30 nov. 1901).

Ruegg. — Œthylchlorid zur Narkose (Schw. Viertelj. f. Zahnheilk, viii, 3 juillet 1898).

Seitz. — Chlorœthyltod (Schw., Viertelj. f. Zahnheik, 1901, xi, 112-115).

Severeano. — Anesth. générale par le kélène (chlorure d'éthyle pur). — Congrès internat. de médecine (chir. gén.), 1900, Paris, 792-796.

Speier. — Locale und ollgemeine Anästhesie mit chlorœtyl und chlormethyl (Zahnärtzl. Rundschau, 1900, ix, 6839-6840).

*Steffen (A). — Ueber das œthyliden chlorid (Berl. Klin. Woch., 1872, ix, 68).

Stockun. — Chlorœthylnarkose (Nederl. Tidj. v. Geneesk., 1901, xxxvi, 1098-1106).

Verneuil. — Aneshésie générale par le chlorure d'éthyle.

(Journal de chirurgie et Annales de la Soc. belge de chirurgie, mai-juin 1901, 371.

*Ward (S. M.). — A case of possible poisoning by chloric ether and bromide (Med. Surg. Reporter, 1883, xlix, 678-680).

Ware. — The field for ethylchloride narcosis (Med Rec. 1901, lix, 533-535).

Wiesner. — Œthylchlorid narkose (Wien. med. Woch., 1899, xlix, 1333-1337).

Wood and Cerna. — Chlorid of Ethyl and Pental (The Dental Cosmos, Juli 1892).

Wurtz (A.). — Dictionnaire de chimie pure et appliquée. — Chlorure d'éthyle.

TABLE DES MATIÈRES

www.ingramcontent.com/pod-product-compliance
Ingram Content Group UK Ltd.
Pitfield, Milton Keynes, MK11 3LW, UK
UKHW020211200726
13856UKWH00004B/1316

9 782013 599924